Tc 11 271.

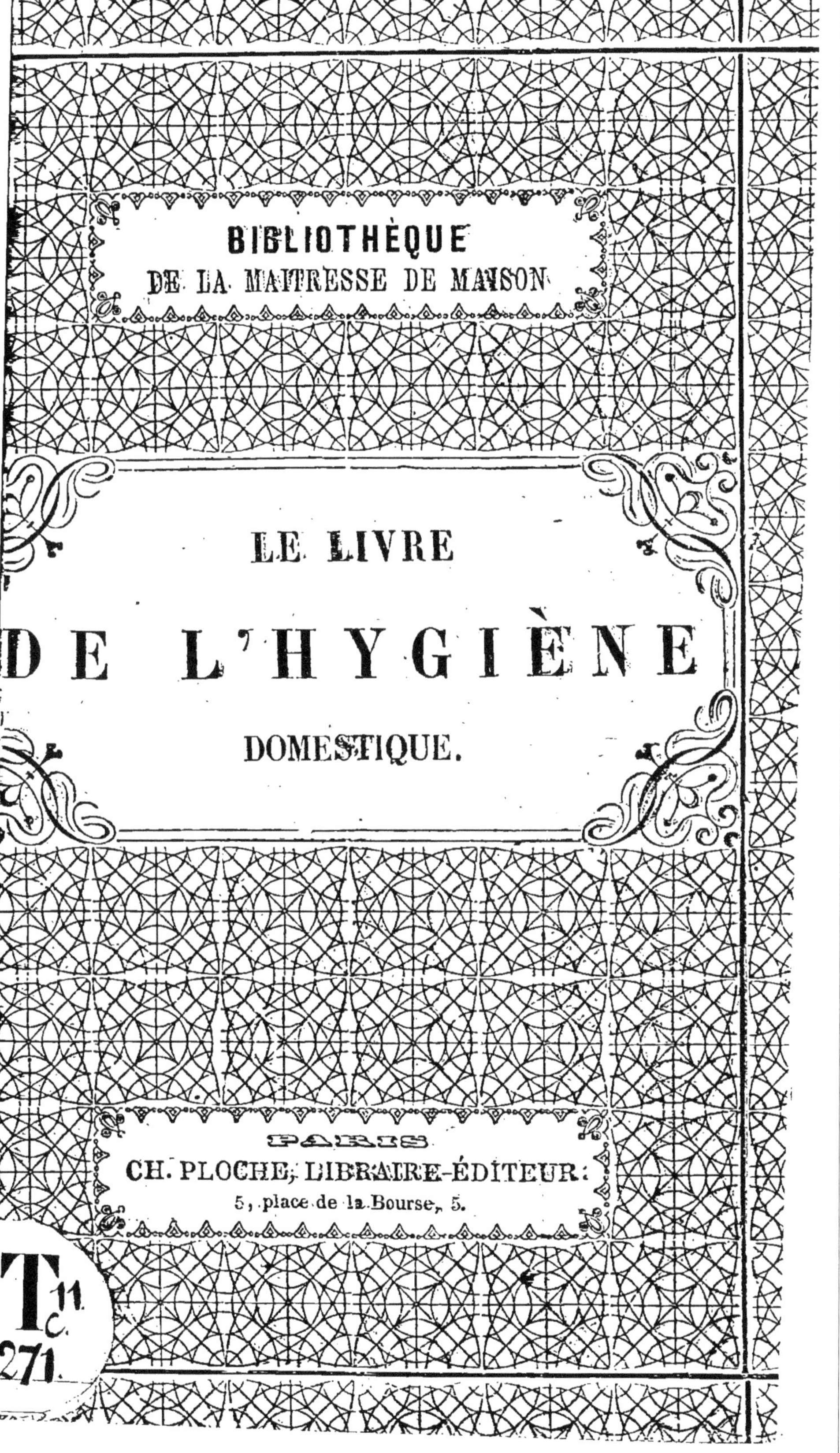

BIBLIOTHÈQUE
DE LA MAITRESSE DE MAISON

LE LIVRE DE L'HYGIÈNE DOMESTIQUE.

PARIS
CH. PLOCHE, LIBRAIRE-ÉDITEUR.
5, place de la Bourse, 5.

LE LIVRE

DE

L'HYGIÈNE DOMESTIQUE.

ARIS, IMP. DE SCHILLER AINÉ, 11, RUE FAUB.-MONTMARTRE.

LE LIVRE

DE

L'HYGIÈNE DOMESTIQUE

CONTENANT

L'HYGIÈNE DE LA MAISON,
L'HYGIÈNE ALIMENTAIRE ET LE RÉGIME A SUIVRE,
SELON LES TEMPÉRAMENTS;

Par

EUGÈNE WOESTYN.

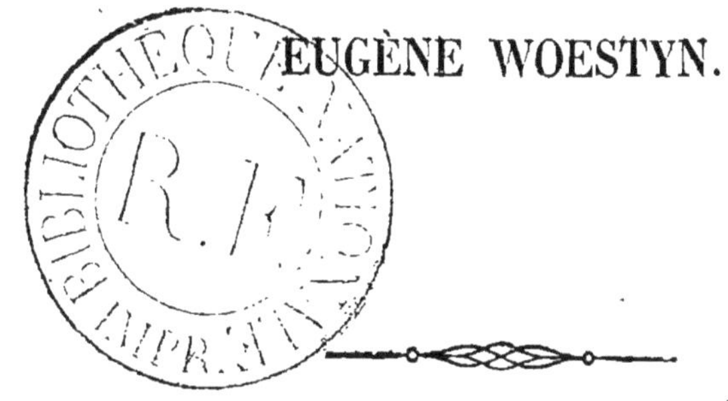

PARIS
CH. PLOCHE, LIBRAIRE ÉDITEUR,
5, Place de la Bourse,

1852

PREMIÈRE PARTIE.

HYGIÈNE DE LA MAISON.

La nature du climat où l'on vit, la constitution de l'atmosphère ambiante, les variations probables de la température sous l'influence de causes données, sont des notions essentielles et que chacun doit posséder. Eviter le mal est le meilleur principe de l'hygiène; or on n'évite point ce que l'on ignore. Si des développements par trop spéciaux ne nous étaient interdits, nous entrerions ici dans quelques détails dont l'utilité contrebalancerait la sécheresse, mais le tableau synoptique des prescriptions sanitaires qu'il nous faut dresser, nous condamne à une précision lacédémonienne. Nous nous bornons donc à ce bref et rapide énoncé en guise de considérations générales.

DE L'HABITATION.

Il est fâcheux que chacun ne soit pas à même de choisir le lieu qu'il veut habiter; les cloaques impurs, les sombres quartiers qui déshonorent la plupart de nos villes, même les plus belles et les plus grandes, disparaîtraient à jamais, faute de locataires, et de nombreux palais, sortant du sol, réaliseraient les généreuses rêveries du pauvre philosophe qui, du haut de son grenier, étageait sur le nuage qui passe le magnifique Eldorado des générations à venir. C'est très-fâcheux, sans doute, mais l'économie aux calculs étroits, bien que sages, enverra long-temps encore des *amateurs*, — la pauvreté de notre langue nous impose cette antiphrase, — aux quartiers lépreux et maudits que le moyen-âge nous a légués, et que l'indifférence de l'édilité locale et l'âpreté sordide des propriétaires laissent subsister. Il en sera ainsi jusqu'au jour où la folle boutade du M. Vautour de Désaugiers sera devenue une vérité :

Quand on n'a pas de quoi payer son terme,
Il faut avoir une maison à soi.

En outre, certaines professions, certains genres d'affaires vous obligent souvent à choisir telle habitation, telle rue, de préférence à telles autres, et cela aux dépens de la santé, du bien-être et du comfort. Le Ghetto à Rome, la Jüdencasse à Francfort, le quartier Saint-Gilles à Londres, sont dans ce cas. Plaignons les pauvres parias forcés de se courber sous le joug de pareilles nécessités, et, avec l'aide de Dieu, ne les imitons pas.

Quand on vient se fixer dans une ville, ce qu'il faut examiner d'abord c'est la situation du quartier; si les rues s'étagent sur des plans accidentés, on préférera les quartiers élevés aux quartiers bas qui, plus humides et moins aérés, offrent une moyenne de mortalité d'un quart plus forte. Blois, qui est une ville de vallons et de montagnes en fournit la preuve convaincante dans sa statistique annuelle des décès. Le choix des rues est ensuite d'une extrême importance. Le soleil y pénètre difficilement si elles sont étroites; trop larges, les courants atmosphériques y sont affaiblis, et, conséquemment, l'air y circule avec moins de rapidité que dans les rues de moyenne largeur, c'est-à-dire de douze à treize mètres. Si la direction longitudinale s'étend du sud au nord, les maisons ont l'avantage d'avoir leurs fenêtres ouvrant de l'est à l'ouest et de sauvegarder ainsi, pendant les lourdes chaleurs de l'été et de l'automne, les chambres situées sur la cour ou sur la rue des rayons ardents du midi. Les rues non pavées sont toujours humides, on fera bien de les éviter. En outre, quand après la sécheresse surviennent des pluies abondantes, elles exhalent des miasmes putrides provenant des différentes matières animales ou végétales jetées sur le sol et qui s'y décomposent.

Le voisinage est encore une de ces importantes questions qui doivent peser d'un poids énorme dans la balance de la décision. Sans aborder le côté moral qui a sa gravité, nous ne parlons que du voisinage physique.

Or, de certaines fabriques s'échappent soit des émanations dangereuses, soit des vapeurs irritantes à l'abri desquelles il est bon de se mettre, notamment les raffineries de sucre, les fabriques de colle, de blanc de céruse, de produits chimiques et de noir animal. Une maison adossée à des magasins de matières salines est inévitablement humide, il faut donc éviter de s'y loger. Enfin les habitations placées sous le vent de marais ou d'ateliers d'équarissage, lieux où les matières animales sont continuellement en putréfaction, ces habitations, disons-nous, ne sauraient convenir à des personnes délicates, quelque agréables qu'elles puissent être. Pour donner une idée de la dépréciation qu'une pareille exposition occasionne sur les propriétés, nous citerons l'exemple de la Villette, près Paris, où les maisons d'agrément ont tiercé de valeur depuis que le conseil général de la Seine a voté la translation des réservoirs de vidange de Montfaucon à la forêt de Bondy.

Lorsqu'on veut acheter ou louer à long terme, il est urgent de vérifier la nature des matériaux qui ont été employés pour la construction de la maison qu'on a en vue. A Paris et dans beaucoup de villes la spéculation se sert de pierres tendres, véritables éponges qui absorbent l'humidité, et, quand arrive la saison des pluies, font des parois intérieures autant de cribles au travers desquels suinte une eau qui détériore les meubles et les tentures. Qu'on y songe bien, si robuste que l'on soit, le séjour dans une chambre humide a les plus funestes résultats ; s'ils ne se décèlent pas de suite sous forme de fluxions de poitrine, on les retrouve dans un âge plus avancé, et alors ils s'appellent goutte, rhumatisme, paralysie, etc. C'est par cette raison qu'on ne doit jamais habiter un appartement dont les plâtres sont neufs, le plâtre dégageant une fraîcheur mortelle, jusqu'à ce que les chaleurs l'aient en quelque sorte cuit et pétrifié. La pierre tendre est mauvaise pour les gros murs, les pans de bois ne valent rien, la brique est jusqu'à présent ce qu'on répute de plus sain et de meilleur.

Les constructions élevées à des dates reculées dans le voisinage d'écuries, d'étables, d'égoûts ou sur un sol longtemps imprégné de matières végétales et animales en décomposition, ont presque toujours un inconvénient sans remède, nous voulons parler des murs salpêtrés; le salpêtre sortant du terrain même attaque l'édifice par ses fondations, des caves monte au rez-de-chaussée et de là gagne les autres étages; aussi, quand bien même à l'aide des procédés imaginés par la science on en débarrasserait les couches supérieures, ce ne serait que pour un laps de temps déterminé, et plus tard il reparaîtrait plus puissant, plus dévastateur que jamais. Ce qu'il faudrait, ce serait de l'attaquer dans sa source; il en est de lui comme d'Antée, séparé du sol, il perd toute sa force ; en attendant qu'un Hercule nouveau résolve le problème, nous ne saurions trop engager nos lecteurs à s'éloigner des demeures qui sont dans ces conditions.

Si, pour embellissements ou réparations, on emploie la peinture et le vernis, il ne faut pas habiter la chambre qu'on aura fait peindre avant que l'odeur n'ait complétement disparu, autrement on s'exposerait à des céphalalgies cruelles et même à des coliques présentant les symptômes de l'empoisonnement.

Les meilleures caves sont celles qui sont voûtées avec des arceaux de chaque côté, pour que l'air y circule librement et que les émanations malfaisantes y aient une issue facile. Elles doivent être fraîches sans être humides. Si la lumière d'une bougie y conserve son éclat, elle est dans de bonnes conditions, mais si l'on voit la flamme pâlir, il est bon de se retirer et de prendre contre les gaz qui raréfient l'air du cellier des précautions sanitaires.

Si l'on habite une rue étroite dont les maisons sont élevées, mieux vaut rester au second ou au troisième étage qu'au premier et au rez-de-chaussée. Dans son appartement, on veillera à ce que la chambre à coucher soit haute de plafond, plutôt large qu'étroite et percée de fenêtres ouvrant de l'est à l'ouest. Si le sol est carrelé, on le recouvrira d'un tapis épais en hiver, d'une natte de jonc en été. L'alcôve, s'il en existe une, sera supprimée, et l'on ne fermera jamais les rideaux du lit pendant la nuit.

Sous aucun prétexte, la chaleur, fut-elle sénégambienne, on ne laissera ouvertes la nuit les fenêtres d'une chambre à coucher; voici le meilleur moyen d'y entretenir une fraîcheur agréable et salutaire :

De grand matin, on ouvrira les croisées, de telle sorte que les premiers rayons du soleil puissent pénétrer, en même temps que l'air se renouvelle, puis on les fermera pour le reste du jour afin d'empêcher l'air extérieur et la lumière d'y arriver.

La salle à manger doit être élevée, large, bien aérée et d'une température médiocre ; on comprend que toutes ces conditions sont indispensables dans une pièce susceptible de recevoir un grand nombre de personnes. L'entassement des convives dans une salle basse et prématurément chauffée à un degré convenable, occasionnerait bientôt une chaleur excessive qui, jointe à l'air vicié par l'haleine de plusieurs individus, paralyserait la digestion et influerait d'une manière fâcheuse sur la santé.

On veillera à ce que la cuisine soit éloignée des appartements. Les courants d'air doivent y être nombreux et bien ménagés; les cheminées à manteau et à foyer élevés sont les plus avantageuses. Une maîtresse de maison qui connaît ses devoirs veillera à ce que la propreté y soit minutieusement observée.

Les chambres d'enfants se choisiront aux étages élevés, éclairées par de larges fenêtres ouvrant à l'est, à l'ouest ou au midi. On recouvrira les planches de ces chambres d'un tapis. Pour les rendre fraîches, on emploiera le même procédé que pour les chambres à coucher; l'hiver on les chauffera très-modérément. La première condition de la santé des enfants et du développement de leurs forces, c'est un air sec saturé des rayons vivifiants du soleil, aussi un milieu trop chaud leur serait-il nuisible, d'ailleurs ils ont en eux une plus grande faculté de développer la chaleur que les adultes et les vieillards.

On évitera avec soin de placer des lits d'enfants dans l'alcôve des parents, et aussi de faire coucher des enfants ensemble. C'est dans l'enfance que l'individu a le plus besoin de respirer, or, quelle fâcheuse influence un air vicié par la respiration de plusieurs personnes enfermées dans un étroit espace n'exercera-t-il pas sur lui, et quelles déplorables conséquences en résulteront, si l'on songe que l'enfant subira tous les jours cet état de choses.

Entre deux lits d'enfants, on observera une distance d'un mètre et demi à deux mètres; on exposera souvent à l'air leurs matelas, leurs draps et leurs couvertures.

Les logements de domestiques placés tantôt dans d'étroites mansardes, tantôt au fond de recoins obscurs, qu'aucun courant d'air ne traverse, sont la cause directe des nombreuses maladies auxquelles la classe des serviteurs est sujette. On veillera donc à ce que ces logements soient convenablement aérés, l'humanité en fait un devoir.

Si l'on veut se fixer à la campagne, il faut avoir égard aux observations suivantes:

1° Un pays en plaine est moins humide qu'un terrain entouré de montagnes ou de forêts, mais il est exposé aux vents.

2° Les bas-fonds, le voisinage des rivières sont généralement malsains.

3° Quand, dans un pays de montagnes règnent des vents habituels, revenant périodiquement et dans une direction constante, l'habitation placée sur le versant de la montagne opposé à la direction du vent est préférable à toute autre, en ce que la température y sera plus douce et plus égale;

4° Le voisinage des forêts qui ne sont pas éclaircies est défavorable aux habitations, parce que l'air n'y circule pas librement dans toutes les directions, et que les feuilles et les troncs d'arbre y pourrissent. Celles au contraire où sont pratiquées de vastes ouvertures, où l'exploitation de l'homme a percé des routes dans toutes les directions et dépressé les taillis, offrent des avantages réels à ceux qui viendraient poser leur demeure à leur lisière; elles détournent les vents, éloignent les orages et contribuent à vivifier l'air pendant le jour. Cependant, à moins d'une nécessité absolue, on n'habitera jamais une maison construite au milieu d'une forêt.

5° Le voisinage des marais et des étangs est une source de fièvres intermittentes. Les propriétaires de la Sologne en font à leurs dépens la triste expérience.

6° Une maison entourée d'arbres nombreux et

touffus doit être désobstruée au moins en partie; outre que le voisinage des arbres jette de l'humidité à l'intérieur, les feuilles sous l'influence de l'obscurité absorbent l'oxygène de l'air et dégagent de l'acide carbonique qui, se répandant dans l'atmosphère donne à ceux qui le respirent des vertiges et des névralgies.

7° Un potager veut être à l'extrémité du jardin, le plus loin possible de l'habitation, pour éviter les émanations désagréables du fumier et des engrais qu'on y emploie.

8° On n'entassera jamais dans des cabinets obscurs et humides des fruits ou des légumes; dans le cas contraire, on les visitera souvent. Encore faut-il avoir la précaution de ne pas les remuer trop brusquement à cause du gaz qu'ils sont susceptibles de dégager. Les choux, entre tous les légumes, sont ceux qui donneraient lieu aux plus graves accidents.

DEUXIÈME PARTIE.

DE

L'HYGIÈNE ALIMENTAIRE.

Ce n'est pas un gros traité d'hygiène gastronomique que nous vous offrons ici; nous voulons nous renfermer dans les bornes de l'utile, fut-ce même aux dépens de l'agréable; aussi notre préambule ne passera-t-il pas en revue les divers tempéraments, ce qui nous conduirait tout droit au pesant in-folio, tandis que nous n'avons qu'un modeste in-18 à notre disposition. D'ailleurs, demandez au premier paysan venu le meilleur mode de culture, il vous répondra que c'est la culture variée, parce qu'elle renouvelle le sol sans l'épuiser. Eh bien! il en est de même de l'homme. Que sa nourriture soit variée, et le juste équilibre du sang et des humeurs se maintiendra, au profit de sa santé.

Au temps où l'on soupait, c'était une grave question que de savoir si mieux valait conserver son appétit pour le souper ou le satisfaire au dîner. Hippocrate, Celse et Galien tenaient pour le souper, Actuarius, Avicenne et l'école de Salerne défendaient le dîner, et l'humanité, divisée en deux camps, donnait alternativement raison à ces doctes personnages en dînant bien et soupant mieux encore; mais aujourd'hui que le dîner, reculé jusqu'à six heures, est le dernier repas, il est bon qu'il soit aussi le meilleur. Un léger déjeûner vous permet de vaquer aux affaires en toute liberté, et ce n'est qu'après avoir déposé le harnais de bataille qu'on peut à loisir savourer les joies qu'apporte avec lui un repas cuit à point.

Abordons maintenant les substances alimentaires avec leurs qualités et leurs défauts.

LES HORS-D'OEUVRE.

LE BEURRE frais est nourrissant et pectoral ; il est meilleur au mois de mai qu'à toute autre époque de l'année, à cause de l'herbe nouvelle qu'on donne aux vaches comme nourriture. Il ne faudrait pourtant pas en faire un trop fréquent usage, sous peine de débiliter l'estomac et d'ôter l'appétit. Mêlé au sucre et au miel, le beurre facilite l'expectoration dans les rhumes ; essentiellement résolutif, si on l'étend sur de la poirée, il sert à panser les inflammations extérieures.

LE CITRON donne un suc rafraîchissant, diurétique, stomachique, anti-putride, anti-phlogistique et qui convient aux fébricitants. C'est un des meilleurs remèdes pour le scorbut, et les marins en font un usage journalier. L'écorce de citron mâchée parfume agréablement l'haleine. On s'en sert avec avantage pour les ablutions manuelles. Selon Bœrhaave, l'huile d'écorce de citron est souveraine pour les palpitations du cœur. Enfin, Geoffroy, dans sa *Matière Médicale*, qualifie les graines de citron de vermifuges. Avec l'acide du citron cristallisé, on forme ce qu'on appelle la limonade sèche.

LE CONCOMBRE cru est froid et indigeste ; cuit, il offre moins d'inconvénients aux estomacs paresseux.

L'ANCHOIS excite l'appétit ; on le mange frais ou conservé dans la saumure ; frais, il se digère mieux que salé ; salé, il se marie heureusement avec la viande du bœuf et du mouton.

LA CREVETTE OU CHEVRETTE, OU SALICOQUE, OU

GRENADE est d'une digestion facile; son unique inconvénient est qu'elle peut déterminer des éruptions à la peau.

LES HUÎTRES, si chères aux gourmands, surtout quand elles viennent d'Ostende ou de Marennes, dont les parcs leur ont donné cette belle teinte verte qu'affectionnait Apicius, sont excellentes pour les convalescents. On les recommande dans les affections catharrales, les phthysies et le commencement d'engorgement du pylore; c'est qu'en effet l'eau dans laquelle nage l'huître est préférable aux eaux minérales de Vichy, de Barèges, etc. Avant de poursuivre, nous relaterons le calembourg des écaillères, calembourg qui, par sa justesse, mérite de prendre place sur le livre de la sagesse des nations: Les huîtres ne valent rien dans les mois où il n'y a pas d'air (d'*r*), mai, juin, juillet, août. En outre, il ne faut ajouter aucune foi à ce vieux préjugé que le lait et le vin blanc soient de puissants dissolvants de l'huître; de savants docteurs que nous avons consultés nous ont dit qu'il n'en était rien.

LE MELON doit être mangé à point; vert, il est indigeste; trop avancé, il acquiert les propriétés purgatives de la coloquinte. Pour en aider la digestion, il est bon de le saupoudrer de sel et de le faire suivre de vin pur. On ne doit d'ailleurs en user que modérément, autrement on s'exposerait, le savant Chomel l'a constaté, à des dyssenteries et à des fièvres quartes opiniâtres.

LES OEUFS doivent être choisis les plus frais qu'il se pourra; à cet effet, on les présentera à la lumière et l'on examinera si le fluide qu'ils contiennent est clair et transparent. L'œuf blanc et long vaut mieux que celui qui est ramassé et d'une teinte bleuâtre; quant à sa coction, elle exige une attention toute particulière, l'œuf trop cuit charge l'estomac. Du reste, à l'exception de l'œuf à la coque, toutes les autres manières de l'apprêter sont indigestes. Il faut surtout se défier des œufs de Pâques, qui, en général, sont faits avec des œufs conservés sur la paille, et, par cette raison, très-échauffants. Le blanc d'œuf sert à clarifier à chaud les sucs des plantes; le jaune, légèrement torréfié et mis en presse, fournit une huile qui guérit les gerçures du sein des nourrices.

Les olives vertes ou noires excitent l'appétit et sont agréables au goût, mais d'une digestion difficile. On les emploie encore dans différents ragoûts.

Le radis, la rave, le raifort poussent au sommeil et donnent des rapports; on ne doit en user que modérément.

Les sardines fraîches sont délicates et à juste titre recherchées; salées ou macérées dans l'huile, elles deviennent échauffantes et ne conviennent qu'aux estomacs robustes.

Le thon, dont la réputation remonte aux vieux Romains, offre une chair compacte dont on ne doit user qu'avec une excessive retenue.

La truffe, cette ambroisie solidifiée, ne s'adresse qu'aux complexions vigoureuses; comme à la liberté d'Auguste Barbier, il lui faut des appétits robustes; les organisations délicates feront bien de résister à l'enivrement de ses parfums.

Le champignon, frère naturel de la truffe, vient naturellement ici. On en connaît beaucoup de familles; les principales sont le champignon proprement dit, la morille et le mousseron. Ces deux derniers n'ont point de propriétés vénéneuses; mais il n'en est pas de même du premier, qui, cueilli, soit sur couche, soit dans les prés, demande à être lavé dans une eau légèrement acidulée de vinaigre. Pour surcroit de précaution, quand il est cuit, les prudentes ménagères le remuent avec une cuiller d'argent; si le métal ne se noircit pas, c'est que le champignon est innocent.

ASSAISONNEMENTS.

Le sel excite l'appétit et aide la digestion. Son usage immodéré produit la cachexie et le scorbut. Une poignée de sel dans un bain de pied en stimule l'activité. Les dartres folles et les engelures disparaissent sous des lotions d'eau salée.

Le poivre est apéritif, mais il enflamme le sang; les personnes sujettes au relâchement de la luette peuvent l'employer avec succès. Le poivre noir en poudre chasse la vermine de la tête des enfants; en grains, il écarte les insectes des fourrures.

L'huile est d'une digestion difficile; battue avec du vin, elle donne un baume qu'on emploie avec succès pour guérir les brûlures.

Le vinaigre est astringent et rafraîchissant. Il faut en user avec modération, autrement, il irrite l'estomac. Quelques jeunes personnes se voyant menacées d'un précoce embonpoint, ont bu pour maigrir du vinaigre pur, ce qui a déterminé chez toutes des maladies inguérissables. Quelques empiriques s'en servent pour arrêter les progrès de la rage. En fumigation, il assainit les appartements.

La moutarde nous fournit un assaisonnement aussi salutaire qu'agréable. Si nous en croyons le savant Murray, elle donne de la gaîté à l'esprit et à la mémoire de l'étendue. Son action sur l'estomac est essentiellement favorable. La médecine l'emploie utilement sous forme de cataplasme et de bains synapisés.

La muscade convient aux débilités d'estomac; elle corrige la mauvaise haleine. Chomel parle d'un préjugé militaire assez répandu sous l'Empire : le soldat blessé avalait une noix muscade, persuadé qu'il garantissait de la gangrène sa plaie, si par hasard le pansement en était trop retardé.

Le gingembre a les mêmes propriétés que la muscade; il en est de même du *clou de girofle* qui en outre, au dire dú docteur Alibert, est un masticatoire des plus vigoureux et conserve les gencives et les dents. La *cannelle* a des vertus identiques.

L'ail est un stimulant énergique qui ne convient pas aux estomacs irritables. Il détermine la transpiration et la sueur.

L'anis fortifie l'estomac et donne bonne bouche; les nourrices doivent en faire usage. Le *basilic* se recommande au même titre, bien que Dioscoride prétende que son usage affaiblisse la vue.

Les capres bien confites sont apéritives et conviennent aux astmatiques. A la campagne, on peut les remplacer par les fleurs encore vertes du genêt d'Espagne que l'on aura mises dans du vinaigre.

Le cerfeuil guérit la migraine et les vertiges; pilé et appliqué sur les contusions, il dissout le sang coagulé.

La coriandre et l'échalotte corrigent l'inappétence et fortifient l'estomac.

L'estragon relève la saveur de la romaine et de la laitue et pousse à l'expectoration.

Le céleri est plus facile à digérer cuit que cru. Il est peu nourrissant.

Le persil est apéritif; pilé avec du saindoux et arrosé d'eau-de-vie, c'est un remède efficace contre les contusions.

La pimpernelle prise avec excès contrarie la digestion.

Le safran, le laurier, le tym et la sariette ont des vertus apéritives qui en recommandent l'emploi dans toutes sortes de ragoûts.

DU PAIN.

C'est sans contredit le plus utile de tous nos aliments, aussi doit-on veiller à ce qu'il soit cuit à point. Rassis, il est d'une digestion plus facile.

Le pain de gruau étant moins nourrissant, convient aux personnes délicates.

DU POTAGE.

Le potage au pain est préférable à toutes les pâtes possibles ; la croûte nourrit moins que la mie.

DES VIANDES.

L'AGNEAU, s'il a tété cinq ou six mois sa mère, fournit une chair délicate ; on le mange ordinairement vers le printemps. Il demande à être bien cuit.

LE BOEUF fournit un excellent bouillon, que l'on donne aux convalescents pour nourriture. Il est tonique et nourrissant.

LE CHEVREAU donne une viande appétissante et d'une digestion facile, pourvu qu'il n'ait pas plus de six mois.

LE COCHON ne convient pas aux goutteux ; sa chair ferme et à fibres serrées est partant lourde et indigeste.

LE MOUTON est ferme et succulent ; on le digère facilement.

LE VEAU rafraîchit ; il ne convient pas aux estomacs paresseux. Averroës met la viande du veau au-dessus de la chair du poulet, nous lui laissons la responsabilité d'une aussi grave décision.

En thèse générale, la viande rôtie est plus nourrissante que la viande bouillie; elle est plus saine aussi, n'étant point relevée par les assaisonnements souvent exagérés qu'on emploie pour augmenter la saveur des ragoûts.

DU GIBIER.

LA GÉLINOTTE, LA PERDRIX, LE COQ DE BRUYÈRE offrent une chair tendre et une viande salutaire dont les tempéraments les plus délicats peuvent s'accommoder. Il en est de même du FAISAN, quand il n'a pas trop de crochet. On lit dans de vieux ouvrages de médecine que la viande du faisan est un remède contre les convulsions.

LE PLUVIER, LE VANNEAU excitent l'appétit, et, bien que très-savoureux, nourrissent peu.

LA POULE D'EAU est d'un goût agréable, mais d'une difficile digestion.

LA BÉCASSE donne une viande noire qui charge l'estomac; LA BÉCASSINE, sa parente, a la chair plus légère.

L'ORTOLAN, LE BECFIGUE, LA CAILLE, L'ALOUETTE et LE MERLE, ne nous fourniront qu'un même paragraphe. L'ortolan est le plus délicat de tous, et, malgré l'éphémère durée des royautés de nos jours, la sienne que Trimalcion proclamait du temps de Pétrone dure encore aujourd'hui que Berchoux n'est plus là pour en être le héraut. Pisanelle dit du becfigue qu'il chasse la mélancolie et fortifie l'estomac. Galien et Pline ont proscrit la caille; mais, malgré ces savantes autorités, elle sera toujours la bien venue sur nos tables, pourvu qu'elle ne soit pas trop grasse. En revanche, la grive qu'Horace et Martial plaçaient au premier rang du gibier à plume, a été forcée d'abdiquer, et bien qu'estimée encore, n'occupe plus dans la hiérarchie culinaire que la place que nous lui avons assignée. Le merle est à la grive ce qu'une tranche de mouton marinée est à un filet de chevreuil.

N'oublions pas L'OUTARDE, dont la chair coriace, mais de bon goût, convient aux estomacs robustes. Avicenne prétend que les œufs de cet oiseau donnent une couleur noire aux cheveux, ce qui tendrait à établir que Mmes Ma et Albert ne sont que des plagiaires.

LE LAPIN, de garenne bien entendu, offre une chair délicate au fumet subtil et pénétrant dont s'accommodent à merveille les estomacs les plus récalcitrants.

LE LIÈVRE a la viande noire et savoureuse ; il demande des appétits mieux établis. Les anciens pensaient que cette nourriture invitait à la mélancolie et au sommeil. Martial, dans ses épigrammes, dit que l'habitude d'en manger fait épanouir les roses sur le teint et embellit, c'est une double expérience que nous abandonnons à nos lecteurs.

La chair du DAIM est une excellente nourriture ; on la dit propre à atténuer les effets de la paralysie. Si l'on en croit la chronique de Saint-Hubert, le sang de cet animal bu au sortir des veines, calme les vertiges et son fiel guérit les maladies d'yeux.

LE CERF ne donne une bonne viande que quand il tette encore ; les jeunes pousses de son bois fournissent une friture fort estimée.

LE CHEVREUIL a des qualités excitantes et énergiques. Julius Alexandrinus, par une hérésie que nous ne saurions relever trop durement, compare sa chair à celle du sanglier ; c'est comme si l'on mettait au même rang le pichon-longueville et le collioure. Il est bon de noter que la femelle est plus tendre que le mâle, et que le chevreuil à poil brun est plus estimé que le roux.

LE SANGLIER, si fort estimé de Julius Alexandrinus, comme nous venons de le dire, fut mis en honneur chez les Romains par Servilius Tullus. Chez nous, on le prise beaucoup moins, et à juste titre ; sa viande est lourde et d'un fumet tellement exagéré qu'on est forcé de le corriger à l'aide d'une infusion prolongée dans un bain de vinaigre.

DE LA VOLAILLE.

LE CANARD donne une bonne nourriture, bien qu'elle répugne aux estomacs délicats, qu'elle surcharge outre mesure. Le canard sauvage et la sarcelle lui sont préférés, et non à tort.

Nous ferons la même remarque pour l'OIE, qui réclame des condiments énergiques, si l'on veut la digérer aisément, tant sa chair est riche en fibrine et en osmazome ; en daube, elle est moins malfaisante que rôtie. Cependant, notre amour de la vérité nous force à constater que l'oie fournit une graisse très-délicate et avec laquelle on peut préparer toutes sortes de ragoûts ; les cuisses de l'animal légèrement salées et cuites dans cette graisse, deviennent un manger fort apprécié des gourmands les plus difficiles.

Etmuler dit quelque part, que la langue d'oie avalée quand elle est fraîche, offre un remède souverain contre l'incontinence de la vessie ; nous ne savons pas si l'expérience a consacré cette assertion. Les cœurs d'oie cuits sur le gril sont d'une saveur très-prisée ; on aime aussi les pattes cuites à demi et frites ensuite dans la graisse. L'oie gorgée fournit un foie qui a acquis un développement immense ; bien qu'inférieurs aux foies de canard, ils leur disputent l'union de la truffe dans les terrines de Ruffec, de Nérac et de Strasbourg.

LE POULET peut à bon droit s'appeler le roi de la basse-cour ; sa chaire nourrissante, pectorale, rafraîchissante convient à tout les tempéraments.

Quand le poulet est vieux, on en fait avec le bœuf d'excellent bouillon, qui, au dire d'Avicenne, rend l'esprit plus vif et éclaircit la voix.

Le dindon a les mêmes qualités, mais veut des estomacs plus robustes.

La pintade donne une chair excessivement savoureuse après quelques jours de crochet.

Le cygne fournit une viande noire assez agréable quand il est jeune, mais vieux, il n'est plus d'aucune utilité en cuisine.

Il en est de même du paon, qui jadis occupait la place d'honneur dans les festins d'apparât.

Le pigeon de volière est plus estimé que le *ramier*. Galien regarde la tourterelle comme indigeste.

DU POISSON.

L'alose n'est bonne qu'aux mois d'avril, de mai et de juin, époque où elle remonte de la mer dans les fleuves. Grasse et fibrineuse, elle est justement estimée de beaucoup de gens. Elle invite au sommeil. L'estomac de ce poisson desséché, réduit en poudre et pris à l'intérieur, fortifie l'estomac. Si l'alose n'est pas de la plus grande fraîcheur, l'âcreté de sa chair incommode les gencives et provoque la soif.

L'anguille de rivière est infiniment préférable à celle d'étang; elle est lourde à l'estomac; aussi la meilleure manière de l'apprêter est de la faire griller et de l'assaisonner avec une sauce où le poivre et la moutarde dominent. Quelques personnes en conservent les tronçons au moyen de la salaison : c'est un assez pitoyable régal. Hippocrate en défend l'usage à ceux qui sont maigres, exténués et sujets aux affections de la rate. Les personnes goutteuses feront bien aussi de s'en abstenir.

Le barbeau, dont la chair est fade et légèrement

gluante, ne convient pas à tous les estomacs. Ses œufs, au printemps, sont un purgatif violent. Un vieux préjugé voulait que l'usage trop répété de ce poisson fût de nature à affaiblir la vue; mais Lémery affirme qu'il n'en est rien. Son foie est très-délicat et d'un goût fort agréable.

Le calemar fournit un aliment solide et durable.

La sèche, qui est de la même famille, porte sur le dos une sorte d'écaille qui, par le frottement, enlève les taches du visage et constitue un excellent dentifrice.

Le polype, dont la chair est dure et fibreuse, veut être mortifié. Les gourmands recherchent sa tête.

La carpe de rivière a plus de saveur que celle qui s'est engraissée dans les boues des canaux et des étangs. Trop grasse, elle est d'une digestion difficile. Ses œufs n'ont point l'inconvénient de ceux du barbeau, mais on les prise moins que sa laitance, dont le goût savoureux, mêlé à l'arôme du thon, parfume les *omelettes de curé*, si éloquemment prônées par Brillat-Savarin. Le fiel de ce poisson éclaircit la vue; c'est une tradition de l'Ecriture sainte. La tête, et en particulier la langue, passent pour le morceau le plus délicat. La longévité de la carpe est un fait constaté; on en voit dans les réservoirs de Fontainebleau qui datent de François Ier et d'Henri II.

La brême et **la vandoise** ont de l'analogie avec la carpe, mais sont plus lourdes, partant moins estimées.

Le Dauphin est plutôt recherché pour sa rareté qu'à cause de la délicatesse de sa chair. Cependant l'on prise sa langue comme un morceau de haut goût. Le foie de ce poisson, réduit en poudre, est employé avec succès dans les fièvres intermittentes.

LE MARSOUIN qu'on pêche dans la Seine, à Rouen, ressemble au dauphin; seulement, il est plus indigeste.

L'ÉPERLAN, si renommé pour son parfum de violette, est le roi de la friture. Heureux ceux dont il embaume le palais.

L'ESTURGEON n'est mangeable que s'il a été pêché dans un fleuve; sa laitance est estimée. Salé, il devient d'une digestion impossible.

LA LIMANDE, bien que sa chair soit molle et visqueuse, est agréable au goût. LE CARRELET, LE FLEZ et LE FLETELET sont de la même famille, mais n'occupent pas un rang aussi distingué dans la hiérarchie culinaire.

LE GOUJON est à l'éperlan ce que le merle est à la grive; il le remplace sans l'égaler.

LES GRENOUILLES prises dans l'eau courante sont les meilleures. Pour donner à leur chair gélatineuse plus de légèreté, on les fait macérer dans de l'eau et du vinaigre. La médecine recommande fréquemment le bouillon de grenouille dans les maladies de poitrine; il est moins substantïel que le bouillon de poulet. En distillant le frai de la grenouille, on en retire une eau qui, employée extérieurement, est très-bonne contre la migraine, la brûlure, les érésypèles et la goutte.

LE HARENG. Sa chair est enduite d'une sorte de graisse qui lui donne une saveur très-agréable. Mais nous ne parlons que du hareng frais, car salé ou sauret il devient échauffant, excite la soif et donne des rapports désagréables. Le hareng salé s'applique parfois à la plante des pieds en guise de sinapisme. On emploie aussi la saumure de ce poisson comme lotion irritante à l'intérieur, et à l'extérieur pour la guérison des tumeurs scrofuleuses et des ulcères scorbutiques.

LA LAMPROIE a tous les inconvénients de l'anguille sans en avoir les qualités.

Le maquereau laité est meilleur que l'autre. Il nourrit beaucoup, aussi ne doit-on pas en manger avec excès. Selon Bellonius, le maquereau est préférable rôti ou grillé que bouilli, parce qu'alors il est plus léger. Il en est du maquereau salé comme du hareng qui a subi cette préparation.

Le merlan est un peu fade, mais si léger, qu'il devient précieux pour les malades et les convalescents. On en fait un bouillon d'une saveur agréable, et dont les qualités nutritives conviennent aux estomacs les plus débilités.

La motelle est de la famille du goujon : on fera bien d'en jeter les œufs. Ce poisson est de nature à satisfaire les personnes bilieuses. L'huile distillée de son foie est un remède efficace contre les cataractes et les taies des yeux.

La morue est d'un manger sain, et ravitaille l'estomac. Quant à la *merluche* ou morue salée, aucune préparation culinaire n'en corrige les propriétés indigestes.

Les moules sont agréables au goût, mais d'une digestion malaisée ; en outre, elles peuvent causer des éruptions de boutons, des érésypèles, des vomissements, et cent autres incommodités.

Le mulet de mer vaut mieux que celui de lac ou de rivière. On fait avec ses œufs de la botarque, qu'on mange en Provence avec de l'huile et du citron. Le *surmulet* est un poisson rare, mais délicieux.

La perche est classée à bon droit, par Ausonius, au nombre des poissons les plus délicats. Il faut s'en abstenir pendant son frai, c'est-à-dire en mars et en avril.

La plie adoucit les âcretés de la poitrine; elle veut être mangée très-fraîche.

La raie ne vaut rien au sortir de l'eau; aussi dit-on d'elle comme du vin de Bordeaux, qu'elle a besoin de voyager. Elle nourrit bien et se digère aisément. La raie bouclée est la meilleure de toutes. Beaucoup de personnes prisent son foie.

LE ROUGET a la chair ferme, savoureuse et nourrissante. On le regarde comme un spécifique contre la diarrhée.

LE SAUMON jouit d'une bonne réputation partout, et certes il la mérite; sa chair rosée, épaisse, tendre, lamelleuse, est d'un goût excellent, mais les estomacs robustes peuvent seuls lui faire fête. Le ventre et la hure, qui sont les parties les plus grasses et les plus recherchées, sont aussi les plus indigestes. C'est au printemps, un peu avant son frai, que le saumon est dans les meilleures conditions.

LA SOLE est fort estimée. Elle est légère et nourrissante. C'est un des bons poissons qui soient de nature à satisfaire tous les appétits.

LA TRUITE est la cousine germaine du saumon. Beaucoup même lui donnent la préférence parce qu'elle est moins lourde à l'estomac. Pour compenser cet avantage, la truite ne se garde pas; comme Louis XIV, elle n'aime pas à attendre. La *truite saumonée* est la meilleure de toutes, surtout si on la pêche dans un torrent et non dans une rivière.

LE TURBOT donne une viande de bon suc et dont chaque tempérament peut s'accommoder.

L'ÉCREVISSE est regardée comme un remède incisif et tonique. Les médecins ordonnent le bouillon d'écrevisses dans les maladies de peau dont le caractère n'est pas inflammatoire. La façon dont on les prépare en général les rend échauffantes.

LA VIVE est un poisson pour le moins aussi curieux que la torpille ou la remora, s'il faut ajouter foi à ce qu'en dit Ælianus. Selon lui, la vive résiste violemment si on la saisit de la main droite, et ne fait nulle difficulté de se laisser prendre de la gauche. Ce qu'il y a de bien constaté, c'est que son dos est armé d'os tranchants et venimeux qui lui servent de défenses contre les pêcheurs. S'ils en sont piqués, la partie s'enfle et la tumeur est accompagnée d'inflammation et de fièvre. A ce sujet, nous recommanderons les plus grandes précautions aux personnes chargées d'apprêter ce poisson, car il est établi que chez lui le venin survit à l'existence, et l'on a vu après sa mort les mêmes symptômes se reproduire chez des gens qui s'étaient piqués à ses arêtes. L'esprit de vin, ou un mélange d'ognon et de sel est un remède contre ces blessures et leurs suites. La chair de la vive, appliquée sur une plaie venimeuse, est dit-on de nature à la cicatriser.

Le brochet avec sa chair ferme n'est pas toujours d'une digestion facile; aussi vaut-il mieux le manger à l'huile et au vinaigre que de toute autre façon. Ses œufs, comme ceux du barbeau, ont des vertus purgatives.

Le crabe est un crustacée dont la chair peut provoquer des vomissements et des éruptions de la peau.

La dorade est, l'été, d'une saveur agréable, et se digère bien.

Le homard avec sa viande compacte et coriace, doit être interdit aux tempéraments faibles.

La langouste a à peu de chose près les mêmes inconvénients.

La lotte fournit un véritable mets de convalescent. On estime beaucoup son foie. Ses œufs ne se mangent pas.

La tanche ne doit être employée qu'avec une extrême discrétion ; elle exhale presque toujours une insupportable odeur de bourbe.

DES LIMAÇONS.

Les escargots de vigne passent auprès des amateurs pour les meilleurs. Cardan qui ne les aimait pas assurément, taxe de fous ceux qui en mangent et affirme que ce mets, à sa connaissance, a causé la mort de plusieurs personnes; mais, en revanche, Lemery le conseille l'hiver aux jeunes gens d'un tempérament bilieux et d'un bon estomac. Bien que la chair de l'escargot, visqueuse et gluante, répugne à beaucoup, il faut reconnaître que réfrigérante, incrassante, glutinative et lénitive, elle est salutaire aux nerfs et aux poumons. On l'estime contre la chaleur du foie, dans la toux, la phthysie, le crachement de sang et les autres affections de poitrine. La graisse qui nage au-dessus des escargots, après leur cuisson remédie, quand elle est froide, à la rougeur des yeux.

Parmi les limaçons de mer, on remarque *le vignau* qui, en dépit de la proscription qu'inflige à toute sa famille Dioscoride, se mange dans nos ports de mer, surtout dans ceux où l'usage de la bière est répandu.

DES LÉGUMES.

L'artichaut est cordial, apéritif et purifie la masse du sang. Cru, il pèse à l'estomac, cuit, on le digère aisément.

Le cardon est un aliment doux et mucilagineux qui convient aux organisations faibles.

Les asperges constituent un aliment agréable; pourtant Vanhelmont conseille d'en user sobrement, et cite un de ses amis qui fut attaqué de la pierre pour en avoir fait sa nourriture exclusive.

Avec quelques gouttes d'essence de térébenthine, on change l'odeur fétide que l'asperge communique aux urines en un parfum de violette très-pénétrant.

La carotte cuite dans l'eau, dans du bouillon ou du jus de viande, fournit un aliment agréable, sain et nutritif. Sa racine et sa graine sont apéritives; ses feuilles sont vulnéraires et sudorifiques. Sa pulpe s'applique sur les cancers ouverts. On l'emploie utilement dans la jaunisse.

Le salsifix est une racine pectorale et stomachique. Il est plus digestif à la sauce blanche qu'en friture. Avec la racine du salsifix des prés, on compose une tisane adoucissante qui est très-utile pour combattre la dyssenterie.

La chicorée convenablement préparée est saine à l'estomac. La chicorée sauvage est amère et dépurative.

Les choux sont propres pour toutes les maladies de poitrine. Il faut qu'ils soient tendres et se cuisent aisément. Le premier bouillon de ce légume est laxatif, le dernier est astringent. Ce bouillon est facile à tourner. Les choux rouges sont doués de plus de propriétés pectorales que les autres. Ils demandent à être poivrés pour mieux se dissoudre dans les régions gastriques.

Les choux-fleurs se digèrent mieux que le chou. Il en est de même du chou de Bruxelles.

Les citrouilles sont rafraîchissantes, mais indigestes; en mêlant le suc de la citrouille avec de l'eau rose et du sucre, on obtient une boisson d'un goût agréable. La semence de ce cucurbitacée s'emploie avec succès pour combattre les hémorrhagies actives. On la prescrit d'habitude sous forme d'émulsion, et voici comment elle se prépare : Vous prenez une once de graines par pinte d'émulsion; après leur avoir enlevé l'écoce, vous les pilez dans un mortier de marbre en y mêlant peu à peu de l'eau d'orge, et vous passez à travers un linge en ajoutant du sucre et un peu d'eau de fleur d'orange. Si l'on désire donner à l'émulsion des propriétés plus calmantes encore, on y mêle une once de sirop de diacode ou de nymphœa.

La courge a les mêmes défauts que la citrouille. L'huile qu'on tire de sa graine a des qualités identiques à celles de l'huile de noisette ou d'olive. Elle adoucit et relâche les téguments. Broyée dans l'eau, cette graine tempère la soif causée par la fièvre ou par de violents exercices. Son émulsion calme l'insomnie. Une décoction de la pulpe de courge édulcorée avec du miel apaise les démangeaison des dartres. Confite dans le sucre, la courge adoucit les âcretés inhérentes aux maladies de poitrine.

Les épinards sont surnommés vulgairement : *le balai de l'estomac*. Tournefort croit que l'antiquité ne connaissait pas ce légume. Quand on ne peut, au relever d'une maladie, supporter encore ni viandes blanches, ni poissons, l'épinard fournit au malade sa première nourriture, après les bouillons bien entendu. Il est émollient, laxatif et nourrit peu. Tragus en recommande l'emploi aux jeunes mères et aux nourrices. Cette plante tempère la chaleur de la poitrine, de l'estomac et des intestins ; sa décoction s'emploie dans les lavements laxatifs. A l'extérieur, on s'en sert sous forme de cataplasmes pour dissiper les inflammations et résoudre les tumeurs.

Les fèves furent, au dire d'Isidore, le premier légume que mangèrent les hommes après leur sortie du Paradis. Plus elles sont petites, plus elles sont tendres, aussi les cueille-t-on avant leur maturité. Elles ne conviennent qu'aux appétits robustes. Sèches, elles sont d'une digestion très-laborieuse. Quelques personnes mangent les jeunes pousses et les jeunes feuilles de la fève apprêtées comme les épinards. Si l'on a laissé mûrir cette plante, il est bon d'en enlever la peau qui, à l'état de maturité, est fort coriace. La farine de fèves s'emploie en médecine comme cataplasme résolutif. Thomas Bartholin affirme que l'eau d'écorces de fèves est un spécifique souverain contre la gravelle.

Les haricots étant fort indiscrets de leur nature, ne conviennent pas aux personnes valétudinaires, aux enfants, aux femmes délicates, aux convalescents. Frais, ils sont moins nourrissants que secs. Les rouges sont plus échauffants que les blancs. Pour remédier aux inconvénients de ce légume, beaucoup de personnes le réduisent en purée, ce qui laisse de côté son enveloppe. Cette purée peut servir de cataplasme émollient et maturatif.

Le pois-chiche ou haricot vert est un aliment aqueux d'un usage fort répandu. L'excès du beurre le rend indigeste.

Le houblon, dont le fruit et la fleur servent à composer la bière, offre à la cuisine ses jeunes pousses que l'on fait cuire et qui se mangent à la manière des asperges. Dépuratif et tonique, cet aliment convient aux enfants.

Les lentilles, si renommées au temps de Jacob et d'Esaü, ont, de nos jours, perdu beaucoup de leur réputation. Celles dont la cuisson est la plus rapide sont les meilleures. Jadis, la décoction des lentilles, dites à la reine, était réputée sudorifique; on l'employait contre la rougeole, la petite vérole et les rhumatismes.

Les navets sont essentiellement pectoraux. Un malade qui ne pourrait supporter ni bouillon de poulet ni bouillon de viande se trouvera bien du bouillon de navets.

L'oignon renferme dans son bulbe une âcreté que l'ébullition dans l'eau lui enlève. L'oignon blanc est plux doux que les roux. Les Israélites, qui regrettaient si fort l'oignon à leur départ d'Egypte, appréciaient mieux que nous ses propriétés apéritives et détersives.

Chomel recommande comme un puissant diurétique l'infusion du suc d'ognon dans le vin blanc, mais il exige, comme circonstance essentielle, que ce remède soit pris pendant les trois derniers jours de la lune. Ce qui nous semble plus compatible avec les ordonnances d'un berger *guérisseux*, qu'avec celles d'un savant médecin. En infusion dans le vin rouge, il est vermifuge. Ambroise Paré affirme qu'un ognon écrasé et saupoudré de sel appliqué sur une brûlure récente en calme la douleur et empêche qu'il ne s'y forme une cloche. Des ognons coupés en deux et imbibés d'esprit de vin apaisent la migraine. Enfin, pour en terminer, l'école de Salerne dit que l'usage répété de cette plante ravive l'incarnat du teint; mais nous doutons fort que nos élégantes sacrifient la pureté de leur haleine à l'essai de ce cosmétique d'un nouveau genre.

L'OSEILLE acide et rafraichissante doit être interdite aux estomacs irritables. Les nourrices feront bien de s'en abstenir. La décoction d'oseille s'emploie comme boisson dans les fièvres inflammatoires et bilieuses.

LE PANAIS fournit une racine qui, jeune encore, s'emploie en cuisine. Les vieux panais sont filamenteux et ne valent rien. Les paysans de la Thuringe tirent du panais un sirop qui leur sert de sucre et avec lequel ils combattent les rhumes, la pulmonie et les vers. Voici leur procédé :

Ils coupent les panais en morceaux très-menus et les font bouillir dans un chaudron jusqu'à ce qu'ils s'écrasent sous la pression du doigt. Il faut avoir soin de les remuer pour éviter qu'ils ne s'attachent et qu'ils ne brûlent. Arrivés à ce degré, on les écrase, on en exprime le jus et l'on remet bouillir ce jus avec de nouveaux panais. On fait évaporer le jus en veillant à enlever l'écume à mesure qu'elle se forme. La cuisson dure de quatorze à seize heures; quand le jus a acquis la consistance du sirop, on le retire du feu. En le laissant plus longtemps, on obtiendrait un sucre solide.

LE POIREAU entre comme assaisonnement dans le bouillon gras. Beaucoup le mangent en entre-mets de légumes, il est d'une digestion pénible et pousse à la mélancolie. Il a la propriété de réfréner l'ivresse. On l'applique extérieurement pour la morsure des serpents et la brûlure. Sa décoction combat les maladies cutanées.

LES POIS verts vulgairement PETITS-POIS sont excellents pour les scorbutiques. Leur premier bouillon est laxatif. Secs, ils ne sont bons qu'en purée.

LA POMME DE TERRE est trop universellement connue pour que nous ayons à déduire ses défauts et ses qualités.

LE TOPINAMBOUR fournit un tubercule charnu très-nourrissant et qui ne fatigue pas les estomacs délicats.

LA TOMATE est à bon droit chérie des gourmands, mais il ne faut pas en abuser, car elle est narcotique.

DES SALADES.

LA BETTERAVE accompagne l'escarolle ou forme à elle seule une salade; la rouge est généralement préférée à la blanche et à la jaune.

LA DENT-DE-LION vulgairement PISSENLIT fournit une salade apéritive et qui purifie le sang. Tragus recommande l'eau de pissenlit pour les inflammations intérieures. Mathiole l'ordonne bouilli avec des lentilles pour arrêter la dyssenterie. Parkinson conseille d'en faire cuire les feuilles et la racine dans du vin ou du bouillon pour les phthisiques et les fièvres intermittentes. Barbatte raconte qu'il a guéri la pleurésie en faisant une tisane ainsi composée : une once et demie de pissenlits dans une pinte d'eau de scabieuse avec une demi-once de sirop de coquelicot et un demi-gros d'yeux d'écrevisses. Tournefort prescrit contre le rhume un tasse d'infusion de pissenlits coupée avec du lait et sucrée avec du sucre candi. Il faut boire ce breuvage très-chaud matin et soir.

Le cresson donne une excellente salade et de digestion facile. Cette plante est dépurative et facilite la transpiration. Bouilli dans du laït, il réconforte les poitrines débilitées. Faustus en prescrit l'usage aux personnes que leur sang allourdi prédispose à la somnolence. Bouilli avec le raifort, le cocléaria et la graine de moutarde, il fournit une tisane anti-scorbutique d'une énergie incontestée.

La laitue est essentiellement calmante, elle prédispose au sommeil ; on la mange cuite ou en salade. Auguste, pris par l'hypocondrie, se guérit par son seul usage. Selon les Pythagoriciens, cette plante est réfrigérante au suprême degré ; Callimaque dit qu'après la mort d'Adonis, Vénus se coucha sur un lit de laitues. Nos lecteurs nous pardonneront de ne pas détailler cette famille, elle est presque aussi nombreuse que celle de Jacob ou que la race d'Agamemnon ; Tournefort en compte vingt-trois espèces ; Boerhaave, cinquante-cinq, et depuis ce dernier, chacune de ces espèces a déployé une fécondité de mère gigogne. Un légume aussi prolifique demanderait à lui seul un des petits volumes de notre bibliothèque.

La mache, qu'on appelle aussi *blanchette*, *doucette*, *boursette*, *poule grasse* et *salade de chanoine*, est apéritive, rafraîchissante et vulnéraire.

Le pourpier, dépuratif et vermifuge, convient aux personnes bilieuses. Le sirop de pourpier est un anti-scorbutique.

La raiponce fortifie l'estomac et facilite la digestion.

On mange encore en salade le cerfeuil, le céleri, la chicorée et les feuilles de salsifix. Les fleurs de capucine et de bourrache sont la parure obligée de toute salade d'apparat.

DES FRUITS.

L'amande douce est nourrissante, parce qu'elle contient une certaine portion d'albumine qui a les mêmes propriétés que le blanc d'œuf; elle est indigeste, moins cependant fraîche que sèche. L'amande amère doit l'âcreté de sa saveur à l'acide prussique contenu dans son parenchyme. Ce poison étant très-violent, il est dangereux d'en manger, même peu à la fois. L'amande amère est un préservatif contre l'ivresse; Plutarque parle d'un médecin de Drusus, fils de Tibère, qui ne s'enivrait jamais, quoique buvant beaucoup, grâce à la précaution qu'il avait de manger de temps à autre de ce fruit au milieu de ses libations. L'huile que l'on tire de l'amande par expression étant mêlée avec une partie égale de capillaire et sucrée à petite dose à l'aide d'un bâton de réglisse, adoucit les toux opiniâtres, surtout chez les enfants; cette huile a le don d'effacer les taches de la peau; mêlée à des feuilles d'armoise pilées, elle calme les douleurs d'estomac. On fait avec ce fruit l'*amandée*, ou lait d'amandes, en le pilant et y mêlant peu à peu du petit lait ou de la décoction d'orge qu'on sucre légèrement; ce breuvage est très-bon pour les fièvres ardentes et les inflammations des reins. L'amande fournit encore aux confiseurs le cœur de leurs dragées : les blanches sont celles qu'on peut manger avec le moins d'inconvénients; les rouges, les jaunes, les bleues et les vertes sont colorées à l'aide de sels ou d'oxydes métalliques dont la plupart sont des poisons. En général, la dragée est indigeste, on lui préférera la praline.

Les avelines renferment une huile douce d'un parfum très-suave; elles sont pectorales et resserrent les organes gastriques; elles procurent une digestion laborieuse.

Les noix, sous forme de cerneaux, nourrissent peu, et pèsent à l'estomac; sèches, on les digère un peu mieux, mais en cet état elles sont de nature à incommoder le gosier, la langue et le palais, à exciter la toux et à provoquer des migraines. La noix confite est plus salutaire, elle fortifie la poitrine et donne bonne bouche. Quelques historiens prétendent que la noix formait la base de l'antidote inventé par Mithridate pour se garantir du poison.

Les pignons, fréquents en Catalogne, en Provence et en Languedoc, conviennent aux phthisiques et aux valétudinaires.

La pistache est à la fois plus agréable et plus légère que l'amande; elle fortifie les poitrines délicates.

La chataigne, malgré le préjugé vulgaire, n'est pas indigeste, l'amidon étant combiné chez elle avec une partie de gluten presque animalisé; elle est plus légère bouillie que rôtie. Quelques médecins ont employé avec succès la décoction vineuse de la seconde écorce de la chataigne dans quelques hémorrhagies passives.

Les fraises de jardin sont plus belles mais moins parfumées que les fraises des bois; naturellement froides, il est bon de les assaisonner avec du sucre et du vin. Hilden recommande de les laver et parle d'une jeune femme qui, ayant mangé des fraises à jeûn, fut aussitôt attaquée de maux d'estomac, de lypotimie, de vertiges, et ne fut guérie que par un vomitif. Selon les présomptions de ce savant, les fraises avaient été empoisonnées par le contact de quelque insecte venimeux. Le suc de la fraise mêlé à l'eau sucrée, fournit une boisson parfumée et rafraîchissante qu'on peut employer dans les maladies inflammatoires.

Les framboises sont humectantes et cordiales. Elles donnent bonne bouche, purifient le sang et sont antiscorbutiques et antinéphrétiques. Comme on fait de l'eau de fraise, on fait de l'eau de framboise, qui a les mêmes vertus. La fleur du framboisier combat les érésypèles et les maladies des yeux. Les feuilles de cette plante donnent un excellent gargarisme pour les maux de gorge et de gencives.

La groseille a maquereau verte, donne une sorte de verjus astringent dont s'accommodent les personnes qui éprouvent du dégoût pour toute nourriture alcaline. Mûr, ce fruit est doux mais fade. En Angleterre, il est fort estimé, et dans sa saison, les étalages de pâtissiers sont pleins de *goose berries pyes*, ou tartes aux groseilles à maquereau. Les groseilles rouges et blanches sont rafraîchissantes; parfois leur abus éveille un picotement désagréable dans la gorge; pour obvier à cet inconvénient, il faut les manger comme les fraises et les framboises, saupoudrées de sucre. On obtient, en mélangeant le suc de la groseille avec de l'eau et du miel, une boisson acidulée qui convient aux fiévreux. La gelée de groseille est un fort bon analeptique à employer dans la convalescence des maladies aiguës.

Le cassis, ou groseille noire, paraît peu sur nos tables à l'état naturel, mais on en fait une liqueur de ménage singulièrement tonique et stomachique.

La cerise, plus heureuse que ses alliés la *guigne* et le *bigarreau*, est d'une facile digestion. Bien mûr, ce fruit rafraîchit, éveille l'appétit et dégage les embarras gastriques. Les personnes flegmatiques doivent s'en abstenir, mais il convient aux individus bilieux tourmentés de constipations opiniâtres. La confiture de cerises est bonne pour les fébricitants. Les cerises desséchées ayant perdu sous l'action du feu leurs qualités émollientes, resserrent plutôt qu'elles ne relâchent. Selon Verne, plusieurs mélancoliques auraient été guéris par la décoction de cerises ainsi préparées. L'infusion des queues de cerises est regardée comme un diurétique.

Les azeroles fortifient l'estomac, rétablissent l'équilibre dans les régions gastriques et arrêtent les vomissements, mais il ne faut les manger que très-mûres.

Les cormes ou sorbes ont la même propriété. Galien recommande d'en user sobrement. Le suc de cormes fermenté devient vineux et ressemble au poiré; c'est une précieuse ressource dans les dernières chaleurs de l'automne.

Les nèfles, même arrivées à maturité, conservent une saveur acerbe et causent souvent des coliques; elles empêchent l'ivresse.

Les dattes apaisent la toux et composent une tisane pectorale très en usage chez nous. Il ne faut pas en faire un fréquent usage, car elles attaquent les dents et donnent le scorbut.

Le jujube, grâce à son doux mucilage, apaise l'irritation des poumons et corrige l'âcreté de la pituite. Il est bon d'en user.

Le coing se mange en marmelade ou en confiture. Sous les deux formes, il est astringent.

Le cotignac, ou confiture de coing, se recommande par ses vertus cordiales, stomachiques et toniques; c'est un analeptique excellent et dont se trouvent à merveille les convalescents, car il réveille doucement le jeu de l'estomac et des voies digestives.

L'ÉPINE-VINETTE porte de petites baies avec lesquelles on prépare une gelée d'une agréable acidité. Elle incommode ceux qui respirent avec peine.

LES FIGUES bien mûres se digèrent aisément. On ne doit pas en manger la peau. Galien raconte qu'à partir de l'âge de vingt-huit ans il s'est abstenu de tous les fruits d'été, excepté des figues et des raisins, et attribue à ce régime la robuste santé dont il a joui jusqu'aux extrêmes limites de la vieillesse. L'usage immodéré de la figue cause la dyssenterie. Une légère décoction de figues est la boisson habituelle dans la petite vérole, la rougeole et la scarlatine. Cette même tisane sert encore pour la toux sèche, la pleurésie, la péripneumonie et toutes les phlogoses des voies aériennes, ainsi que dans la dysurie, la strangurie, la néphrite et les premiers périodes du catarrhe vésical. On emploie une décoction de figues dans du lait comme gargarisme émollient contre les esquinancies. Dans une fluxion aiguë, il est bon de laisser séjourner des figues dans la bouche sur les gencives gonflées. En cataplasme, elles résolvent les tumeurs inflammatoires. La Bible raconte que le prophète Isaïe guérit le roi Ezéchias d'un dangereux ulcère, en appliquant dessus un cataplasme de figues; comme on le voit, le remède n'est pas nouveau. Les figues sèches nourrissent beaucoup, et, une fois que leur musoco-sucré s'est converti en chyle dans les voies digestives, il fournit à l'économie animale une large proportion d'éléments réparateurs.

LA MURE est douce et rafraîchissante; elle facilite l'expectoration. Mêlé avec de l'eau, le suc de la mûre donne une boisson acidulée qui convient pour toutes sortes de fièvres. La décoction de feuilles de mûrier guérit le mal de dents en gargarisme.

LA GRENADE rafraîchit la bouche et corrige l'acrimonie de la bile. C'est un fruit qui convient aux fièvreux. L'eau de grenade a les mêmes propriétés que la citronelle et l'eau de groseilles et est moins agaçante. L'écorce de grenade sert pour les décoctions, les gargarismes et les lavements astringents.

LE LIMON excite l'appétit et fortifie le cœur; pour éviter qu'il n'incommode l'estomac, on le sucre. Chacun sait la recette de la limonade ordinaire; voici celle de la limonade anglaise : du vin des Canaries, du jus de limon, du sucre, de la cannelle, du girofle et de l'essence d'ambre. L'écorce de limon confite est un excellent tonique.

L'ORANGE est rafraîchissante et anti-scorbutique; ses pepins sont vermifuges. L'écorce d'orange amère est un des meilleurs fébrifuges. L'écorce de l'orange douce est stomachique et aide la digestion. Le suc de l'orange, mélangé avec de l'eau et du sucre, donne une boisson fort agréable dans les grandes chaleurs, et qui apaise les ardeurs de la fièvre. Les meilleures oranges sont celles qui ont la peau la plus fine et l'odeur la plus pénétrante.

LES PRUNES veulent être bien mûres et cueillies avant le lever du soleil. La prune Reine-Claude est la reine des prunes, non-seulement au point de vue de la saveur, mais encore au point de vue de l'hygiène. Les estomacs faibles doivent s'en abstenir, parce qu'elles sont très-laxatives. Les pruneaux sont adoucissants. Quand on veut les employer pour tenir le ventre libre, on donne la préférence au petit damas noir qui, contenant plus d'acide et de sels, est plus riche en propriétés laxatives.

L'ABRICOT est très-sain quand il est parvenu à sa maturité, mais il est dangereux d'en manger trop, car il donne lieu à des maladies fiévreuses. L'huile des noyaux d'abricots, suivant Mathiole, apaise les bruissements d'oreille. La gomme qui découle du tronc et des branches de l'abricotier, pourrait, au dire de Duhamel, remplacer, comme substance adoucissante et incrassante, la gomme arabique.

La pêche veut être mangée avec du sucre pour être aisément digérée; elle corrige la mauvaise haleine et est légèrement laxative.

Le raisin est en général laxatif à cause de l'assez grande quantité du tartrate acide de potasse et de chaux qu'il contient; son enveloppe doit être rejetée, elle ne se digère pas ou mal. On fait avec le raisin sec une décoction d'une nature mucilagineuse dont les vertus émollientes sont incontestables. Convenablement sucrées, ces décoctions atténuent les maladies de poitrine. Le verjus qui s'obtient du raisin vert sert de condiment; les personnes qui redoutent les crudités auront raison de s'en abstenir. Avec ce verjus, de l'eau et du sucre, on obtient une boisson agréable à l'époque des fortes chaleurs. Les pleurs de la vigne, au moment de la taille, éclaircissent la vue quand on s'en lave les yeux.

Les poires se divisent en deux grandes familles, les douces et les styptiques. Ces dernières sont mauvaises; parmi les premières, on choisira de préférence celles de beurré et de doyenné.

Les pommes sont d'une digestion plus difficile que les poires; les estomacs faibles n'en feront usage qu'étant cuites. Parmi les nombreuses variétés de pommes, les meilleures sont celles de calvile et de reinette, tout à la fois rafraîchissantes, cordiales et poussant à l'expectoration. La décoction de la pulpe de reinette est bonne pour les rhumes; appliquée sur les yeux que tourmente l'inflammation, cette pulpe calme la douleur. La tisane de *pommes acidules* est excellente dans les maladies aiguës.

L'ananas est le roi du dessert ; il se recommande par sa saveur délicieuse et son excessive légèreté.

DES PATES ET CÉRÉALES.

Le gruau n'est autre chose que l'avoine bien mondée et réduite en farine ; en décoction dans l'eau ou dans le lait, il restaure les estomacs affaiblis par la consomption, calme l'âcreté du sang et excite le sommeil.

Le millet préparé comme le gruau a les mêmes propriétés et fournit un aliment sain et agréable.

Le riz à la mode orientale ne subit qu'une coction légère et se mange *sonnant* pour employer l'expression consacrée, mais dès qu'il s'agit de complexions délicates, il faut au contraire qu'il soit très-cuit et presque réduit en bouillie. Restaurant la poitrine et arrêtant les crachements de sang, il convient aux étiques et aux phthisiques. C'est à tort qu'on regarde le riz comme astringent puisqu'il ne contient que de l'eau, de la fécule, un peu de sucre, de gomme, une matière végéto-animale, des traces d'huile, du parenchyme et un peu de phosphate de chaux ; et, si on l'emploie avec succès contre les diarrhées, les dissenteries, l'hémophtysie et autres affections analogues, c'est simplement à cause de sa vertu tempérante. Cette vertu arrêtant l'irritation qui est la cause de ces évacuations morbifiques, arrête en même temps ces dernières ; en tuant le principe, elle annihile les conséquences.

L'eau de riz est la meilleure boisson qu'on puisse prescrire dans toutes les irritations des voies digestives et des membranes muqueuses en général.

La bouillie forme un aliment sain et d'une digestion aisée pourvu qu'elle soit claire et bien cuite. Elle sera plus digestible encore si, pendant un certain temps, on soumet la farine de froment qui doit entrer dans sa composition à la chaleur d'un four modérément chauffé et, qu'après l'avoir broyée, on la passe au tamis.

LE MAÏS pulvérisé donne une farine qui, mélangée avec le lait, convient aux personnes tourmentées par la dyssenterie ou l'épilepsie. On fait avec cette farine des cataplasmes émollients et maturatifs.

L'ORGE mondé et perlé est rafraîchissant et tempérant. Sa décoction convient aux affections catarrhales et aux maladies de poitrine. Torréfié, l'orge est succédané du café; fermenté, il sert à faire la bière.

LE SAGOU étant un aliment léger et peu nourrissant convient à la première enfance, à la dernière vieillesse, aux convalescents, aux phthisiques, à tous ceux enfin dont les forces digestives sont affaiblies.

LE SALEP a exactement les mêmes propriétés.

LE TAPIOCA se présente dans des conditions identiques, mais il est plus nourrissant.

LA FÉCULE de pomme de terre constitue une nourriture légère et d'une digestion facile.

LE FROMAGE, si fort en usage sur nos tables, doit être ni trop avancé ni trop frais, assez gras, assez salé, d'une consistance médiocre, d'un goût et d'un arôme agréables. Le fromage de haut goût qui ne doit sa saveur qu'à une véritable décomposition putride doit être rejeté par les estomacs irritables et par les personnes dont le sang est échauffé, c'est moins un aliment qu'un condiment (*irritamentum gulæ*) et les gourmands l'appellent à cause de cela l'éperon de la soif, mais il ne faut pas en mésuser, car il a toutes les mauvaises qualités des assaisonnements violents; pris en trop grande quantité, il ferait l'effet d'un caustique. Le fromage dit à la pie s'emploie comme topique et calme les inflammations locales.

DES GLACES.

Les glaces, chez les personnes d'un tempérament lymphatique, troublent les organes digestifs, causent des anxiétés, des frissons et un abattement général. Les constitutions robustes peuvent en user, pourvu que la chaleur générale du corps dépende du bon état des fonctions animales et de la température atmosphérique; si elle était due à un exercice violent, l'usage des glaces serait dangereux; aussi doit-on leur attribuer bon nombre des fluxions de poitrine qui sont la conséquence des bals et des fêtes de nuit. On ne doit jamais prendre de glaces à jeun ou pendant le travail de la digestion. Quant au choix à faire entre elles, il n'est pas indifférent. Au citron, elles excitent la toux, arrêtent la digestion et peuvent provoquer de graves accidents chez les personnes adonnées aux liqueurs spiritueuses; à la fraise, à la framboise, à l'abricot, elles sont froides et pèsent à l'estomac; les meilleures sont les glaces aromatiques, c'est-à-dire celles au café et à la vanille.

DES BOISSONS.

L'eau étant le meilleur dissolvant des aliments est assurément la boisson la plus salutaire. La plus convenable pour la santé est celle qui est légère, pure, limpide, sans odeur ni saveur, qui s'échauffe, se rafraîchit très-vite, dans laquelle les herbes et les légumes cuisent vite, et qui dissout parfaitement le savon. Voici, au reste, l'énumération des eaux rangées d'après leurs qualités :

1° Eau de rivière;
2° — de pluie, excepté après de longues sécheresses;

3° — de source;
4° — de puits.

Ces dernières contiennent, en général, beaucoup de sels calcaires, ce qui les rend moins bonnes.

L'eau glacée arrête les hémorrhagies et dissipe les évanouissements; l'eau froide donne du ton à l'estomac, facilite la digestion et calme les vomissements. Dans les fièvres putrides, nerveuses, ataxiques, on l'emploie utilement. L'eau tiède, appliquée extérieurement, est émolliente; prise intérieurement, elle produit l'effet d'un vomitif. L'eau chaude est sudorifique; absorbée en grande quantité, elle devient laxative et purgative. L'immersion des pieds dans de l'eau très-chaude dilate les vaisseaux inférieurs, qui absorbent alors une partie du sang des régions élevées et dégagent la poitrine, le cou et la tête. L'eau bouillie comme l'eau distillée pèsent sur l'estomac; il faut les battre avant que de les boire. L'eau de neige fondue est essentiellement malsaine. L'eau froide, absorbée quand le corps est en sueur, est une cause fréquente de maladies. A ce sujet, Mycérinus rapporte que Gonzague, prince de Mantoue, mourut pour avoir bu de l'eau à la glace. Les individus abstèmes, c'est-à-dire qui ne boivent que de l'eau, ne sont pas sujets aux indigestions, à la goutte, à la rougeur des yeux et aux tremblements des membres, suites inévitables d'un usage immodéré des boissons spiritueuses.

Mêlée à un principe *acidule*, l'eau étanche mieux la soif qu'à l'état naturel. Les soldats romains en campagne portaient toujours une fiole de vinaigre pour aromatiser leur eau. Si l'on mange des fruits ou des sucreries, l'eau est la meilleure boisson qu'on puisse choisir.

LE VIN fortifie l'estomac, aide à la digestion, augmente la quantité des esprits, échauffe l'imagination et donne de la vigueur au sang; mais on ne doit en faire qu'un usage modéré et, pour l'habitude, le boire étendu d'eau aux trois quarts. Le vin rouge est préférable au blanc, qui attaque le système nerveux et communique aux membres un tremblement qui, avec les années, s'accentue toujours davantage. L'excès du vin produit l'ivresse, la fièvre, l'apoplexie, la paralysie et la léthargie, et, bien que les pays vignobles soient fertiles en octogénaires, bien que Cabanis ait écrit dans son livre des *Rapports du physique et du moral de l'homme :*

« J'ai connu beaucoup de vieillards qui toute leur vie avaient largement usé du vin et qui, dans l'âge le plus avancé, conservaient encore toute la force de leur esprit et presque toute celle de leur corps, »

Il sera sage d'éviter l'abus de cette boisson.

Plusieurs personnes ne peuvent supporter le vin; voici à quels symptômes elles reconnaîtront que l'usage leur en est interdit :

L'haleine est mauvaise et chargée de rapports aigres, on ressent des douleurs de tête, des étourdissements, des nausées, des chaleurs d'entrailles et des spasmes. En outre, on se trouve dans un état de surexcitation cérébrale et de malaise général qui éloigne jusqu'à l'apparence du sommeil. Au dire de Buchan, les individus qui négligent l'avertissement que leur donnent ces symptômes meurent misérablement vers la cinquantième année de leur âge.

Platon interdit le vin aux enfants, mais Celse et Hippocrate sont d'un sentiment contraire et le recommandent, pourvu qu'il soit convenablement mouillé. Seulement, il faut le proscrire d'une manière absolue à l'époque de la dentition, parce qu'il pourrait en aggraver les accidents. Celse et Platon ordonnent le vin pur à la fin du repas aux personnes âgées; c'est même au célèbre philosophe qu'on doit la définition si souvent répétée depuis dans les refrains du *Caveau :*

« Le vin est le lait des vieillards. »

Les dames doivent n'user du vin qu'à l'état d'eau rougie, c'est encore une ordonnance de Platon :

« Calmez les ardeurs de Bacchus par le commerce des nymphes ! »

Les tempéraments lympathiques chez lesquels les forces toniques sont faibles et les fonctions s'accomplissent avec peine, sont ceux qui s'accommodent le mieux de l'usage du vin.

Les personnes nerveuses, bilieuses et sanguines ne doivent s'en servir qu'avec la plus extrême modération et s'abstenir complétement des vins doux.

L'été, le vin pur rétablit la débilité des organes internes, et en faisant dériver sur le centre épigastrique une partie des mouvements qui sont dirigés au dehors rend au corps l'harmonie, le bien-être, l'activité et la force.

Le vin est utilement employé en médecine. C'est au malvoisie que M. Pinel dut la guérison d'une fièvre ataxique très-violente.

Diemœrbreek s'en servit pour combattre les effets de la contagion dans la peste de Nimègue.

Buchan lui attribue le pouvoir de guérir le diabète, si on le mêle à la poudre du quinquina.

Boerhaave en usa dans plusieurs cas de rachitisme.

Lind et Hulme s'en servirent contre le scorbut.

Il est d'une efficacité reconnue pour le scrofule et le carreau.

Seulement nous devons dire, malgré notre respect pour les préjugés populaires, que l'usage du vin chaud aromatisé de cannelle, dans les maladies inflammatoires de l'estomac ou des intestins, est plutôt de nature à aggraver le mal qu'à y remédier.

Comme règle générale, en terminant ce paragraphe, nous conseillerons de s'abstenir de vin dès que pour une cause quelconque l'économie des fonctions animales est dérangée.

La bière légère, peu foncée en couleur, mousseuse et d'une amertume agréable, est une boisson très-saine et très-rafraîchissante ; elle engraisse. La bière forte, comme le *porter* anglais, ou le *mumme* allemand, s'emploie avec avantage dans les maladies caractérisées par la faiblesse. Cullen, Sydenham prescrivent la bière légère en guise de tisane dans les fièvres inflammatoires, les maladies cutanées et la goutte. La bière sapinette est anti-scorbutique, et à ce titre très-employée dans les voyages de long cours.

En y faisant macérer diverses substances, telles que le genièvre, le raifort, le cochléaria, on communique à la bière certaines propriétés médicamenteuses.

Le cidre est pectoral et désaltère beaucoup. Quelques personnes trouvent à cette boisson des inconvénients, nous ne pouvons mieux leur répondre que par ce passage du docteur Hersent :

« Il suffit de voir l'état de santé et de vigueur des hommes et la fraîcheur et l'embonpoint des femmes de tous les pays où l'on en fait usage, pour être convaincu de sa salubrité. »

Le cidre a la vertu d'augmenter le lait des nourrices.

Il est diurétique et l'on a remarqué que la pierre et la gravelle sont deux maladies inconnues à la Normandie, au Perche et à la Picardie, pays où ce breuvage est d'un usage vulgaire.

Huxham le recommande dans les affections scorbutiques et cutanées.

Le poiré ou cidre de poires a à peu près les mêmes vertus, mais il se conserve moins longtemps.

Le lait de vache est une boisson nutritive, adoucissante et rafraîchissante, mais si l'on en fait un trop fréquent usage, il énerve et débilite.

Le lait d'ânesse est recommandé dans les catarrhes chroniques et généralement dans toutes les affections de poitrine; il contient moins de caseum et plus de sucre de lait que celui de vache.

Le lait de chèvre est celui qui convient le mieux aux personnes lymphatiques et aux enfants scrofuleux.

Le café au lait est nécessaire aux phthisies, mais les femmes devraient renoncer à cet aliment qui occasionne, chez la plupart d'entr'elles, des désordres intérieurs d'une gravité réelle et incontestée.

Le café, grâce à l'huile empyreumatique que la torréfaction dégage de sa fève, stimule les organes digestifs.

Voltaire et Fontenelle ont chanté les bienfaits du café. Madame de Sévigné, dans un jour de mauvaise humeur, a prédit que Racine passerait comme le café; Dieu merci, l'un et l'autre sont immortels.

Bacon trouve qu'il soulage la tête et réjouit le cœur.

Willis assure qu'il vivifie l'âme et dissipe la mélancolie.

Lauzoni l'a employé avec succès contre les diarrhées opiniâtres.

On s'en sert encore contre l'hydropisie, l'anasarque et les affections vermineuses.

L'usage excessif du café maigrit, donne des insomnies, épuise les forces et abat les facultés.

Le meilleur moyen de développer les vertus du café est de le prendre aussi brûlant que possible.

Le thé pris en quantité minime est digestif et empêche la somnolence. Mais si l'on en abuse, il subtilise trop le sang, excite le système nerveux et détermine des vertiges et des tremblements. Les personnes pléthoriques, les femmes nerveuses agiront sagement en s'en abstenant.

C'est à la consommation immodérée qu'ils font de cette boisson, que les Hollandais doivent la leucoflegmatie qui les caractérise.

Le chocolat est un aliment nutritif et pectoral qu'on prépare indifféremment au lait ou à l'eau. Le beurre végétal qu'il contient fatigue les estomacs trop délicats.

Mundius, médecin de Londres, raconte qu'un phthisique condamné par la science, fut guéri en peu de temps par l'usage exclusif du chocolat.

Le miel convient aux personnes tourmentées par la phthisie, le marasme ou des affections de poitrine. Il est laxatif et apéritif; à l'extérieur, il déterge les ulcères et guérit les blessures.

Pythagore qui vécut jusqu'à quatre-vingt-dix ans, faisait du miel sa nourriture habituelle.

Auguste demandant à Vidius-Polio, vieillard centenaire, à l'aide de quel régime il était parvenu à un âge aussi avancé, avec toute sa force de corps et d'esprit, le vieillard lui répondit :

— *Intus, melle; extus, oleo !* (Intérieurement, par le miel; extérieurement, par l'huile.)

Démocrite affirme qu'en se nourrissant de miel on ne sera jamais malade.

L'eau miellée est une boisson agréable douée de propriétés émollientes et délayantes qu'on oppose avec succès aux ardeurs fébriles, aux rhumes et aux hémorrhagies actives.

Le miel garantit les chairs de la putréfaction, et les Bédas de Ceylan conservent ainsi leurs viandes.

On doit mettre le miel dans un endroit frais pour éviter sa fermentation.

Le sucre en quantité modérée convient à tous les tempéraments, mais surtout aux constitutions lymphatiques.

Un verre d'eau sucrée, deux heures après un repas copieux, accélère la digestion, mais c'est à tort qu'on y mêle de la fleur d'oranger dont la propriété sédative ne peut que ralentir l'action de cet organe.

L'usage immodéré du sucre échauffe et gâte les dents.

DES LIQUEURS.

L'EAU-DE-VIE, prise à très-petite dose et de manière à agir seulement sur la membrane muqueuse de la bouche et sur les organes salivaires, apaise la soif et modère la transpiration. On ne doit user de cette liqueur qu'avec beaucoup de circonspection. Les personnes lymphatiques ou celles qui ont l'estomac paresseux peuvent en prendre un peu après leur repas pour accélérer la digestion. L'habitude immodérée de l'eau-de-vie engendre les catarrhes, la goutte, l'hydropisie, la paralysie, l'apoplexie et la combustion spontanée, le plus terrible et le plus hideux de tous les genres de mort.

L'ABSINTHE est encore plus meurtrière que l'eau-de-vie; en Afrique, cette liqueur nous a tué plus de soldats que les balles des Arabes. Pure, l'absinthe fait moins de mal qu'étendue d'eau; si l'on se contente de quelques gouttes, c'est un puissant excitatif.

L'ÉLIXIR DE GARUS est un excellent stomachique.

Les liqueurs faites avec une seule substance sont en général préférables aux ratafiats composés.

On doit interdire les liqueurs aux enfants, autrement leurs fibres ne prendront pas l'accroissement auquels elles doivent parvenir.

L'habitude de boire de l'eau-de-vie à jeun donne souvent naissance au squirrhe de l'estomac.

LE PUNCH est une limonade spiritueuse qui, dans les saisons froides, entretient la transpiration et donne du ton aux organes. Dans les bals, on doit le préférer aux glaces et aux sorbets, dont nous avons énuméré les inconvénients.

Résumons-nous :

L'homme peut s'habituer à toute nourriture, mais il doit tenir compte des conditions climatériques où il se trouve et aussi des exigences et des antipathies de sa propre nature. Ainsi, les substances animales ont une action beaucoup plus énergique que les végétaux; à moindre volume, elles réparent mieux et pour plus longtemps les forces. La nourriture animale convient dans les régions froides; dans les pays chauds, au contraire, il faut diminuer la reproduction de la chaleur; ménager la faiblesse de l'estomac qu'énerve une excessive transpiration, prévenir les dégénérations putrides auxquelles les viandes et le poisson ont une grande tendance; aussi convient-il de leur préférer les herbages, les fruits et les grains.

Les épiceries, si fort blâmées par les médecins, ne méritent pas tout le mal qu'on en dit, et pourvu qu'on en use avec modération, ne peuvent être que salutaires et bienfaisantes.

Il est neuf classes d'aliments :

1° Les farineux ou féculents : l'orge, le maïs, le froment, les haricots, les pommes de terre, etc.

Ils produisent une nutrition très-active, et conséquemment conviennent mieux aux tempéraments épuisés qu'aux organisations sanguines.

2° Les mucilagineux : le pourpier, les épinards, la laitue, l'asperge, etc., sont excellents pour tout le monde.

3° Les sucrés: les abricots, le sucre, le miel, on en usera sobrement.

4° Les acidules : cerises, groseilles, framboises. Tout le monde s'en trouvera bien.

5° Les huileux et graisseux : les huiles et toutes les graisses. Ils sont généralement d'une digestion difficile.

6° Les caséeux : le lait et les fromages. Ils n'offrent pas d'inconvénients sérieux.

7° Les gélatineux, les viandes blanches, la sole,

les gelées animales. C'est incontestablement la meilleure nourriture.

8° Les fibrineux : les grosses viandes noires, le gibier, etc. Ils ne s'adressent qu'aux estomacs robustes.

9° Les albumineux : les œufs, les huîtres, les cervelles, etc. Alimentation délicate.

Comme nous l'avons dit en commençant, la nourriture variée est celle qu'on doit préférer, en tenant compte de ses répugnances et en se défiant de ses prédilections.

Nous ne pouvions mieux terminer qu'en rappelant le mot de Galien qui indique l'importance qu'on doit attacher à une bonne digestion :

« Les pieds chauds, la tête fraîche et *le ventre libre*, toute la médecine est là. »

TROISIÈME PARTIE.

DU RÉGIME.

L'exclusivisme en nourriture a de très-graves inconvénients, en ce qu'il influe sur le physique et le moral. Brillat-Savarin a dit, avec autant d'esprit que de justesse :

« Dis-moi ce que tu manges, je te dirai ce que tu es. »

On pourrait retourner l'axiôme, et à l'inspection d'un individu lui décrire son alimentation. Il y a plus ; certains médecins, et des meilleurs, de ceux que Molière lui-même aurait respectés, prétendent qu'un régime exclusif est de nature à changer complétement le caractère. Du reste, en concluant du général au particulier, l'influence de l'alimentation sur le moral est un de ces faits dont l'évidence ne peut être niée : les peuples qui ont une nourriture animale sont turbulents, belliqueux, conquérants, voyageurs, tandis que les nations herbivores offrent des habitudes douces et casanières.

Dans les régions froides, un régime nutritif est réclamé par le corps pour entretenir sa chaleur vitale et lui permettre de réagir contre le glacial contact de l'air ambiant. A l'approche des tropiques, au contraire, la température débilitant les organes de la digestion, l'homme recherche de préférence une alimentation végétale. Les habitants des zones tempérées adoptent naturellement une nourriture mixte, où les substances animales et végétales jouent tour à tour leur rôle.

Des trois tempéraments que comporte notre chétive nature humaine, tel doit être le partage, rationellement et hygiéniquement parlant :

Aux *nerveux*, les viandes blanches, bouillies sans être épicées, les aliments farineux et mucilagineux, les fruits mûrs et sucrés,

Aux *sanguins*, les bouillons rafraîchissants, les végétaux mucilagineux, les fruits acidules, les boissons délayantes; peu de viande, et jamais de chairs toniques ou violemment épicées : abstention complète de boissons spiritueuses.

Aux *lymphatiques*, les viandes noires rôties et en daube, les ragoûts fortement assaisonnés, les légumes âcres et aromatiques, les excitants, les vins généreux, enfin tout ce qui constitue une succulente alimentation.

On doit encore observer les variations que les saisons apportent dans le régime de la nutrition.

L'hiver, l'activité vitale se trouvant concentrée à l'intérieur, la nourriture doit être plus substantielle. Un rôti de viandes faites et des légumes farineux conviennent à cette saison, surtout quand l'atmosphère est à la fois froide et humide. Quand le temps est froid et sec, il faut, au contraire, augmenter la proportion de l'alimentation végétale, et n'user du vin qu'avec une excessive sobriété.

L'appétit sommeillant pendant l'été et l'automne, on se contentera de viandes légères, de légumes doux et pectoraux et de fruits de saison. Les boissons fermentées et d'une excitation légère sont alors préférables au vin. Cependant, quand les chaleurs excessives ont occasionné une grande déperdition de forces, il est nécessaire de stimuler l'appétit paresseux à l'aide d'assaisonnements aromatiques. En cette saison, l'usage immodéré des fruits rafraîchissants, des herbes potagères et des aliments acidulés ne fait qu'affaiblir, et, désorganisant l'économie interne, donne naissance aux affections bilieuses et aux dyssenteries.

C'est au printemps que s'opèrent en nous les plus graves révolutions de l'organisme; il est donc de l'urgence la plus absolue qu'une surcharge alimentaire ne gêne point l'expansion des forces vitales.

En général, deux repas suffisent à l'alimentation de l'homme; il convient cependant d'en excepter celui qui, condamné à de lourdes fatigues, a plus souvent besoin qu'un autre de réparer ses forces. C'est ainsi que les paysans et les ouvriers du bâtiment font trois et même quatre repas par jour. Les enfants non plus ne pourraient s'habituer à ne manger que le matin et le soir; aussi le régime des pensions et des colléges, avec son déjeûner, son dîner, son goûter et son souper, est-il fort sagement entendu. La seule règle qu'on doive observer, c'est de faire alterner une collation légère avec une réfection sérieuse. Le repas le plus substantiel, nous l'avons dit au commencement de notre seconde partie, doit être le dîner, les affaires sérieuses étant renvoyées au lendemain. L'usage du souper, bien que tombé en désuétude, se conserve encore dans certaines provinces, comme la Flandre, la Bretagne, la Sologne. Il est bon, quand on soupe, de se coucher immédiatement au sortir de la table; si, au contraire, on attend que la digestion soit commencée, on se prépare des insomnies et des cauchemars.

Un seul mets peut satisfaire l'appétit; cependant il vaut mieux avoir deux ou trois plats à chaque repas; la diversité de leurs saveurs excite les forces gastriques et active la nutrition. Les grands repas ont l'inconvénient de trop solliciter l'appétit par l'immense variété des substances et des assaisonnements qu'ils vous offrent : dans l'intérêt de l'estomac, plus encore que dans celui de la bourse, on devra n'en user qu'avec sobriété.

L'ordre des mets dans un repas ne saurait être chose indifférente : après le potage, les pièces de résistance ; puis, comme l'appétit est alors aux trois quarts satisfait, les substances délicates et légères. Les sucreries, les pâtisseries du dessert, n'ayant pas les propriétés excitantes des mets qui les ont précédés, sont de nature à surcharger l'estomac. Au point de vue hygiénique, les fromages légèrement alcalescents sont de beaucoup préférables. A leur suite, viennent naturellement le café et les liqueurs, à l'endroit desquels, d'ailleurs, on doit se montrer très-modéré.

Les personnes sages et soigneuses de leur santé se contenteront d'un seul vin, soit le bourgogne, soit le bordeaux, bien dépouillé. Si l'on sert plusieurs vins, il ne faut pas commettre l'hérésie de faire succéder un vin sucré à un vin acidulé, ou un vin *de corps* à un vin léger. En pareil cas, après le vin du premier service, on en offrira un plus généreux et plus sec, et on substituera à celui-ci un vin mousseux suffisamment fermenté. En général, cette succession de vins est fâcheuse, outre qu'elle est impolie ; offrir à la fin du dîner *une bonne bouteille*, c'est dire à son convive qu'on ne l'a pas jugé digne d'un pareil honneur pendant tout le repas.

Les médecins, en recommandant après le potage le doigt de vin qu'on nomme *le coup du médecin*, blâment la coutume d'offrir, à la fin du premier service, un verre de madère en guise de *coup du milieu*.

Il ne faut ni manger sans boire, ni boire beaucoup en mangeant peu. Les solides et les liquides doivent se succéder alternativement, en commençant toujours par les solides, quelle que soit la soif qui nous presse au début du repas. Boire pendant la digestion, est de nature à l'entraver, il faudra donc l'éviter autant que possible.

Nous empruntons à l'*Hygiène philosophique* du docteur Virey l'excellent passage que voici :

« Les corps humides sont plus attaqués que les

tempéraments secs, par une multitude d'affections, et par la même raison, les nourritures humides engendrent des humeurs superflues plus que les aliments secs. Ceux-ci deviennent donc plus salutaires. L'habitude des boissons abondantes est aussi moins profitable que la retenue en ce genre, principalement pour les liquides chauds qui délabrent le système viscéral; ainsi le thé rend les corps flasques, de même que l'usage de la bière et d'autres débilitants analogues.

» C'est encore par des causes semblables que l'ichtyophagie, ou la nourriture de poissons, rend les complexions si mollasses, si pâles et lymphatiques, si surchargées de mucosités, de vers, d'éléments putrescibles, surtout vers les rivages des mers et des lacs poissonneux, lieux bas et habitations humides qui, favorisant davantage cette débilité de toute l'organisation, affaissent et accourcissent l'existence.

» Par une influence opposée, les montagnards, substantés d'aliments plus secs, de même qu'ils fréquentent sur leurs hauteurs un air plus aride, plus vif, plus électrique, et qu'ils transpirent davantage, ont les fibres plus tendres, plus musclées, plus desséchées et irritables que les piscivores; ils sont sobres, actifs, généralement sains et très-vivaces. D'ailleurs, les aliments secs, plus riches en substance nutritive sous un même volume que les humides, procurent une réfection plus forte et plus vivifiante. Ainsi, l'alimentation sèche est plus tonique et plus saine. »

La surcharge d'aliments est la cause de nombreuses maladies. La digestion étant pénible, à cause du resserrement des orifices de l'estomac, on se trouve en proie aux cardialgies, on ressent des douleurs dans l'épigastre et des gonflements des hypocondres, des suffocations d'autant plus intenses qu'on est couché sur le dos ou sur le côté gauche. Tout cela vient de ce que le diaphragme étant horizontal, le poids et la plénitude de l'estomac l'emportent sur la contraction de ce muscle, et le ventricule ne se vide que par des convulsions, sans avoir changé le tissu des aliments; de là des diarrhées, des lienteries et des coliques avec dyssenterie.

Les aliments de nature vicieuse communiquent aux humeurs leur mauvaise qualité. Telles sont l'alcalescence, l'acidité, la rancidité, la viscosité et la glutinosité.

Le temps de prendre les aliments influe sur leur altération. Quand l'estomac est repu ou chargé de crudités, ils augmentent cette mauvaise disposition; si l'estomac est vide, leur quantité immodérée peut donner lieu à des accidents d'une gravité réelle.

Après une forte saignée ou une large évacuation de bile, la digestion est difficile, à cause de la grande déperdition des esprits animaux.

Quand on a la fièvre, les sucs digestifs ne se *désagglutinent* pas, à cause de l'érétisme et de la trop grande tension des viscères, et le nouveau levain qui se forme entretient et augmente la maladie.

Pour guérir les maladies causées par les aliments, on emploie les évacuants et surtout l'émétique, de préférence aux purgatifs, qui mêlent une partie de la sabure avec le sang, tandis que l'émétique le chasse de l'estomac de la manière la plus efficace. Il est bon d'ailleurs de consulter le médecin avant l'emploi de ce médicament. Ensuite, pour éviter la formation de nouvelles crudités, on changera la quantité et la qualité des aliments dont on fait usage.

Telles sont nos observations sur le régime à observer. Avec un peu d'attention, il est facile, comme on le voit, de trouver dans ce petit livre tout ce qui convient à chaque tempérament, et de régler son alimentation selon les besoins de son organisation. La santé est un bien trop précieux pour qu'on ne lui sacrifie pas quelques répugnances, et aussi quelques sympathies... Un ami qui nous tue,

> Mieux vaudrait un sage ennemi,

le Bonhomme l'a dit, et le Bonhomme avait raison.

Du reste, les mères ont un excellent moyen d'obvier à cela. Que leur sollicitude éclairée apprenne de bonne heure aux enfants à ne repousser aucune nourriture, et plus tard, si les circonstances l'exigent, elles pourront, sans combat, modifier leur régime alimentaire.

Nous ne terminerons pas notre chapitre sur le régime sans parler des malades imaginaires qui, à tout propos et sous prétexte de prévenir le mal, se droguent sans rime ni raison. C'est surtout à l'emploi des purgatifs qu'ils demandent cette santé qu'hélas ils compromettent en voulant l'améliorer. Eh bien, le moindre inconvénient qui puisse résulter pour eux de ces purgations réitérées, c'est que leur corps s'y fasse comme celui de Mithridate s'était fait aux poisons, et alors, quelle que soit la dose de sené, de rhubarbe ou de sel de sedlitz qu'ils avalent, c'est exactement comme s'ils buvaient de l'eau claire, plus le désagrément de l'absorption. Mais les conséquences peuvent être beaucoup plus graves.

Le purgatif est un remède violent qui, picotant les viscères aux endroits où il pénètre, irrite les vaisseaux excrémentiels des glandes dont se trouvent parsemés l'estomac et le canal intestinal. Au moyen de cette irritation, ces glandes sont obligées de séparer, en un temps donné, beaucoup plus de liquide qu'elles n'auraient fait dans le même temps sans l'action du purgatif.

Eh bien, que l'on se représente les ravages internes que produira cette irritation intempestivement soulevée. On se rappellera, mais trop tard, l'épitaphe de ce gentilhomme italien qui se lisait dans l'église des Dominicains, à Livourne :

Stava bene, par esser meglio, sto qui!

(J'étais bien, pour avoir voulu être mieux, voici ce que je suis.)

La tradition du couvent rapporte que ce gentilhomme mourut des suites d'une purgation prise à contre-temps.

En outre, lorsqu'on se purge *par précaution*, on ne croirait ordinairement pas être purgé si on ne prenait deux, trois et quatre potions purgatives à un jour de distance l'une de l'autre, ou même en plusieurs jours de suite. Pour soutenir cette pratique, on fait un raisonnement bien singulier et qui, du premier abord, paraît spécieux. Si la première médecine a peu opéré, elle n'a fait, dit-on, que préparer les humeurs et les mettre en mouvement; par conséquent il faut en prendre une seconde pour les chasser, et une troisième pour récurer entièrement le fond du sac. Si au contraire elle a fait un grand effet, que d'humeurs vous avez, disent les assistants au malade, il faut en avaler une seconde pour les faire vider tout à fait. Ainsi, de telle manière qu'opère le purgatif, il n'y a pas moyen de s'empêcher d'en prendre un second, un troisième, etc. On doit cependant sentir à quel point cet argument est ridicule, puisqu'en le rétorquant, il peut aussi facilement servir à prouver le contraire. Le purgatif que vous avez pris, peut-on dire au malade, a évacué peu de matière; c'est une preuve que vous avez peu d'humeurs; ou bien il en a évacué beaucoup, il est à présumer qu'il n'en doit plus rester. Mais on ne croirait guère au second argument, parce que malheureusement pour les malades, l'expérience paraît prêter beaucoup plus au premier.

Nous prions nos lectrices de nous pardonner cette

petite excusion sur le domaine de M. Purgon, mais nous ne pouvions laisser notre tâche incomplète.

Une excellente habitude, c'est, matin et soir, de s'humecter legèrement la poitrine, les bras et les cuisses avec un linge mouillé, et de se brosser toutes ces parties avec une brosse de chiendent jusqu'à ce que l'épiderme devienne rouge. Ces frictions ravivent la circulation du sang, et vous communiquent une force, un bien-être dont on ne saurait se rendre compte sans en avoir essayé.

En résumé :

ALIMENTATION RÉGULIÈRE ET APPROPRIÉE;

EXERCICE FRÉQUEMMENT RÉPÉTÉ;

Telles sont les vraies conditions d'une santé florissante et prospère.

FIN.

TABLE.